AF337787

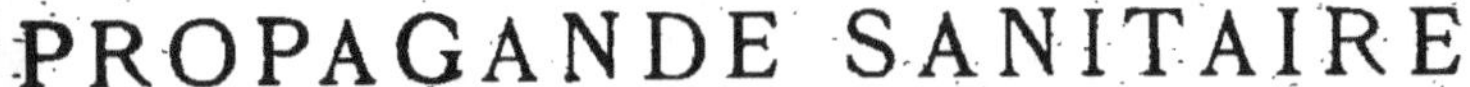

PROPAGANDE SANITAIRE

GRACE

POUR VOS YEUX!!

PAR

E. GRAND

OPTICIEN

Membre Lauréat de l'Institut Ophthalmologique
Officier d'Académie

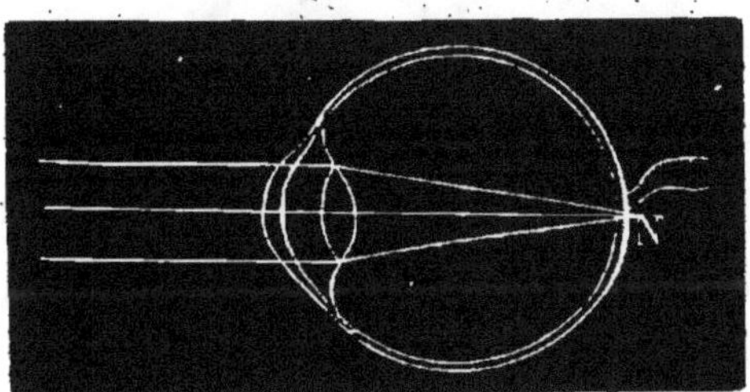

> ..... La vue est tellement importante que sans
> elle la vie nous paraît impossible. Que de gens ont
> dit : « J'aimerais mieux mourir qu'être aveugle »
> et qui cependant ne font rien pour éviter le sort
> qu'ils redoutent le plus.
>
> Dr G. Sous.

Chez l'auteur, 33, rue Saint-Dizier

NANCY

GRACE

POUR VOS YEUX!!

PAR

E. GRAND

OPTICIEN

Membre Lauréat de l'Institut Ophthalmologique
Officier d'Académie

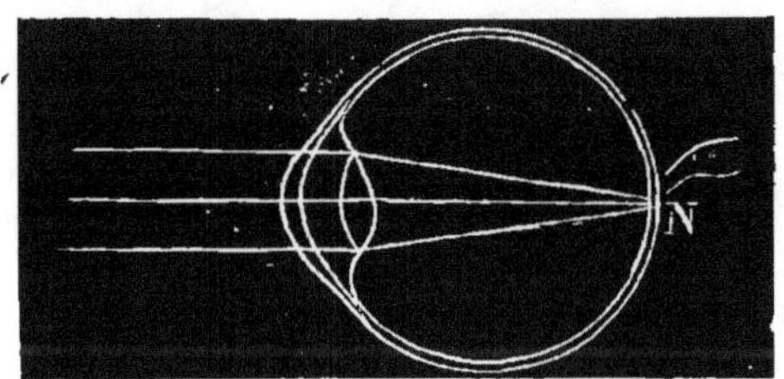

..... La vue est tellement importante que sans elle la vie nous paraît impossible. Que de gens ont dit : « J'aimerais mieux mourir qu'être aveugle » et qui cependant ne font rien pour éviter le sort qu'ils redoutent le plus.

D' G. Sous.

Chez l'auteur, 33, rue Saint-Dizier

NANCY

COMMENT ON S'EXPOSE

A PERDRE LA VUE

Il y a quelque temps, Monsieur Francisque Sarcey, le spirituel chroniqueur, publiait un petit livre intitulé « *Gare à vos yeux* ». Quoique n'intéressant directement qu'une certaine catégorie de malades, cette plaquette, à laquelle le nom de l'auteur assurait une grande valeur, eut un plein succès ; le titre était d'ailleurs bien trouvé pour éveiller la curiosité des personnes qui ont souci de leur vue.

Le présent opuscule, que nous nous défendons bien, et qu'il serait d'ailleurs oiseux de mettre en parallèle avec ce charmant petit ouvrage, ne lui ressemble que par l'originalité du titre ; il s'adresse à un autre genre de lecteurs, et vise un but tout particulier.

Nous serons les premiers peut-être qui, sur un point aussi délicat, auront osé braver la critique en signalant un danger qui menace depuis longtemps les deux tiers de nos populations par l'usage irréfléchi, inconséquent, de la lunetterie commune fabriquée à vil prix à l'étranger et dans les montagnes du Jura.

C'est dans les campagnes surtout que s'exerce ce petit commerce de la vente des lunettes et besicles, qui sans en avoir l'air est si préjudiciable à la santé publique ; car là les petites bourses sont plus communes et le brave campagnard aime à discuter en plein vent le prix de son acquisition.

C'est une tâche ingrate de faire la guerre à ces peu consciencieux industriels, malheureusement presque toujours dépourvus des plus élémentaires notions de l'optique, et qui, en vendant des lunettes, tuent les yeux de ceux qui les leur achètent. Notre désir est moins de mettre à l'index ces rebouteurs irresponsables que de tenir le public en garde contre les dangers auxquels il s'expose en leur abandonnant ainsi le plus précieux des organes.

Quand la conscience du marchand n'est pas en cause (et c'est généralement le cas), il n'est pas de métier plus facile à exercer que celui d'opticien ambulant ; avec quelques douzaines de lunettes achetées chez les merciers en gros ou dans certains bazars, ils ont une existence assurée pour quelque temps au moins. Car n'oublions pas que s'ils sont parfois obligés d'abandonner à vil prix leurs besicles à des clients marchandeurs, ils en

rencontrent souvent d'autres plus naïfs dont la généro-
sité n'a d'égale que la satisfaction de courte durée qu'ils
éprouvent par suite d'un soulagement passager de leurs
yeux.

Il est un autre genre d'opticiens ambulants duquel
le public, le public des villes surtout, doit être avare de
sa confiance. Ce sont des gens à mise assez correcte, se
faufilant chez vous une marmotte sous le bras; ils se
disent opticiens ou oculistes de Paris, ainsi que l'attes-
tent leurs cartes, apportent avec eux de la lumière en
flacon et sont toujours prêts à vous la faire payer cher
si vous ajoutez foi à leurs gasconnades.

Ils donnent à leurs verres, dont eux seuls connaissent
le secret de fabrication, des noms hybrides qui ne ressem-
blent point aux autres, tels que *verres doubles* (néces-
sairement ceux-là coûtent deux fois plus cher que les
autres), *verres en silex, verres régénérateurs de la rétine*
(sic) ! et autres qualificatifs non moins alléchants.

A les entendre ils savent tout ; cependant demandez-
leur comment se fabriquent les verres d'optique, ils ne
sauront vous répondre ; en revanche, s'il leur est permis
d'observer devant vos yeux le simple miroitement de
vos verres convexes, ils devineront (que M. de la Palisse
leur pardonne) que vous êtes presbyte !

Tant qu'ils s'en tiennent à ces démonstrations inof-
fensives, vous n'avez pas trop à craindre, mais dès qu'ils
vont plus loin et vous tiennent des propos tels que

ceux-ci : « *Vos verres sont trop forts, ils vous brisent la vue*, ou mieux, *vous avez la cataracte, mes verres seuls peuvent vous éviter une dangereuse opération* », défiez-vous, car si vous vous rendez à leurs obsessions, votre vue est menacée.

C'est par milliers qu'on compte ces opticiens ou oculistes improvisés, faux savants sur lesquels Réveillé Parise a fait la réflexion suivante : « Ces gens-là savent tout, hormis qu'ils sont ignorants. » Ajoutez à ce nombre déjà grand, les estropieurs des grands boulevards parisiens qui, à grands coups de réclame, vendent leur pacotille à des prix de bon marché qu'on repousserait venant d'un bazar, mais qu'on accepte comme un prodigieux résultat du progrès actuel, sous le couvert d'un industriel indélicat qui usurpe le titre d'opticien.

Après tout, existe-t-il une loi interdisant à quiconque n'est pas opticien de mettre ce titre sur son enseigne ? Existe-t-il une loi qui empêche un individu quelconque de compromettre la vue d'un autre individu, et cela moyennant un pécule que la victime donne en retour à son bourreau inconscient ?

Le mot bourreau est peut-être un peu cruel ; pour que vous l'acceptiez avec nous, visitez les hôpitaux ophthalmiques de Paris, ou lisez les statistiques, vous verrez dans quelle mesure les verres trop forts et de fabrication douteuse ont contribué aux amblyopies incurables !

L'organe de la vue est sans contredit le plus complexe et le plus délicat de la machine humaine ; tout ce qui porte atteinte à la précision de son mécanisme occasionne des troubles fonctionnels qui se traduisent d'abord par une diminution progressive de l'acuité visuelle et constitue par la suite une altération des tissus de la rétine ; or dès que la rétine, cette membrane impressionnable à l'excès, est lésée, l'œil est compromis.

Aussi nos réflexions s'appliquent-elles avec plus d'à-propos à ce qui concerne les désordres visuels provoqués par les verres colorés. N'avez-vous pas remarqué, comme nous, cette quantité de jeunes gens, collégiens et employés des deux sexes, les yeux masqués par des verres colorés de toutes les nuances et de toutes les formes (1), comme s'ils voulaient dissimuler quelque infirmité oculaire. Ces verres, appelés communément *conserves*, par contradiction, sans doute, avec les effets qu'ils produisent, et dont la plupart achetés dans des bazars ou sur les champs de foire, sont fabriqués avec des matières colorantes de la plus évidente grossièreté, et fatiguent la vue au lieu de la reposer.

Ici la place nous manque pour entrer dans les détails de construction des verres d'optique que nous eussions été désireux de faire connaître (2) à notre lecteur, afin

(1) Les plus mauvais sont les verres bombés à forme de coquille, ceux que feu Arthur Chevaillier appelait *Instruments de torture* et qu'on pourrait classer dans les *remèdes contraires*.

(2) Nous préparons un ouvrage qui, sur ce point, donnera, nous

qu'il ne confonde pas la lunetterie commune avec celle que l'opticien sérieux vend, en prenant toutes les précautions que comporte la santé visuelle de son client.

Qu'il nous suffise pour le moment de dire, avant les courtes notions qui suivent, que les verres fins, les seuls capables de soulager la vue, doivent être composés de matières parfaitement pures, dosées d'après les données de la science, et travaillés à la main.

Il faut des ouvriers aussi habiles pour fabriquer des verres conserves bleus ou fumés que des verres de presbyte ou de myope ; les conserves destinées aux personnes qui ont la vue tendre absorbent une certaine partie de la lumière sans en changer la direction ; ils doivent être usés à l'émeri et polis ensuite sur une surface *parfaitement plane*, condition essentielle pour que les rayons lumineux les traversent sans déviation et ne déforment pas l'image des objets. Les autres, destinés à rendre les rayons plus ou moins convergents ou divergents avant de pénétrer dans l'œil, affectent une forme plus ou moins convexe ou concave, qui leur est donnée en les usant à l'émeri dans des calottes circulaires dont le rayon, exprimé en pouces (1),

l'espérons, satisfaction aux personnes qui s'intéressent aux sciences appliquées à l'industrie.

(1) Aujourd'hui la notation en pouces est abandonnée par la plupart des opticiens ; les verres, sur la proposition de M. le Docteur Monoyer, autrefois professeur à la Faculté de Nancy, sont divisés d'après le système métrique.

est précisément celui que doivent avoir les verres ; les calottes concaves servent pour les verres convexes et réciproquement.

Eh bien, croyez-vous que les vingt ou trente mille paires de verres qui se fabriquent dans un jour tant en France qu'à l'étranger, ont subi, selon les règles de l'art, toutes ces phases de la fabrication ?

Assurément non !

Il est peu de maisons en France où l'on ait conservé la tradition du travail d'optique exécuté à la main ou tout au moins avec un matériel mécanique de précision, tandis que le nombre des manufactures de mauvais verres, croissant avec les besoins de la consommation, a fait naître une concurrence qui a pour conséquence immédiate la destruction à courte échéance de la santé visuelle publique.

Ecoutez le docteur Claparède, dont les paroles paraîtront peut-être plus désintéressées que les nôtres :

« .... Le point important, nous ne saurions trop
« appeler l'attention du lecteur sur cet intéressant
« sujet, depuis que la lunetterie est venue échouer dans
« les bazars au grand détriment de la santé publique,
« le point important, disons-nous, est de ne pas pren-
« dre pour un opticien tel marchand, faisant trafic de
« revendre à vil prix et sans y rien connaître, des objets
« de rebut dont l'effet sur l'organe de la vision est tou-
« jours désastreux. »

« Comment pourrait-il en être autrement?

« Les verres de ces lorgnons ou lunettes, fabriqués
« avec les substances les plus grossières, ont été façon-
« nés en blocs par centaines à la fois. Ce n'est pas tout :
« afin d'aller plus vite en besogne, afin de pousser à
« sa dernière limite le prix de revient, et afin de défier
« toute concurrence au seul point de vue du bon mar-
« ché, ces verres ont été littéralement taillés et montés
« au hasard, de telle sorte que les deux axes sont
« quelquefois placés l'un plus haut, l'autre plus bas,
« au lieu de se trouver dans le centre, juste en face des
« pupilles; quelquefois même les deux verres ne sont
« pas pareils.

« Est-il possible, nous en faisons juge tout le monde,
« hormis le fabricant, de conserver les yeux en bon
« état avec de pareils engins de destruction. »

Ce qui fait le malheur des imprudents qui achètent
à droite et à gauche leurs lunettes ou besicles, c'est que
les verres ne produisent pas immédiatement le mauvais
effet que nous signalons. Si leur imperfection se tradui-
sait de suite par une sensation de brûlure, par une dou-
leur vive, on les rejetterait impitoyablement. Mais
le mal fait son œuvre lentement, et sûrement, sans
crier gare, et ce n'est que quand la vue est grave-
ment compromise qu'on songe à consulter le médecin
des yeux.

Ici qu'on nous permette une réflexion.

L'Etat, dans le but de sauvegarder la santé publique, a institué des comités et des sous-comités d'hygiène dont la plupart des membres appartient au corps médical. Des mesures de répression ont été prises en vue d'atténuer le commerce illicite concernant l'alimentation, les vins frelatés, etc.. On condamne le laitier qui met de l'eau dans son lait, on condamne plus sévèrement encore le négociant indélicat qui vend du vin artificiel ou de l'acide chlorhydrique pour du vinaigre, et personne encore n'a songé à s'élever contre un état de choses aussi déplorable que celui qui fait l'objet de cette brochure.

Il se passera encore du temps avant que l'initiative privée ou l'Etat lui-même intervienne efficacement en exigeant de l'opticien lunetier un brevet de capacité obtenu à la suite d'examens spéciaux, sous la surveillance d'un comité médical appartenant à la Faculté et en soumettant le titulaire à des règlements spéciaux, à des visites d'inspection, etc., comme cela se pratique d'ailleurs pour l'exercice de la pharmacie (1).

Si, au milieu des effervescences politiques qui absorbent nos gouvernants, il ne s'est pas encore trouvé un

---

(1) Pourquoi les opticiens-lunetiers n'auraient-ils pas leur codex comme les pharmaciens? Pour que cette proposition ne semble pas tout d'abord ridicule, il suffit de consulter des ouvrages spéciaux d'oculistique ; là on se rendra compte de la grande variété des verres d'optiques et du nombre indéfini de leurs applications. Le codex de l'opticien, établi par nos ophthalmologistes les plus distingués, aurait non-seulement l'avantage d'uniformiser les valeurs

député médecin pour proposer une réforme aussi urgente, au risque de porter atteinte à la liberté du commerce, c'est que jamais aucune plainte de cette nature, isolée ou collective, de la part des intéressés eux-mêmes, n'est arrivée jusqu'à lui.

En Angleterre, des sociétés de salubrité publique, sous la haute protection des Lords, organisent déjà depuis longtemps une propagande humanitaire en distribuant des écrits ayant trait à l'hygiène prophylactique. Le but de ces sociétés est de diminuer dans les mesures du possible le chiffre effrayant des cécités occasionnées par l'usage des mauvais verres de lunettes, l'abus du tabac, l'alcoolisme, etc. Est-ce à dire qu'en France nous ne voudrons pas faire sous ce rapport aussi bien que les Anglais ; que Messieurs les hygiénistes commencent, qu'ils mettent le public à même de connaître les causes qui aggravent son mal, que des auteurs désintéressés et plus autorisés que nous prodiguent chez les gens du peuple des publications d'hygiène destinées à les éclairer, et nous sommes convaincu que les relevés statistiques annuels sur la cécité seront plus rassurants pour les générations à venir ; en même temps cette corporation honnête d'opti-

numériques dans le dosage des matières utilisées dans la fabrication des verres, mais aussi dans leurs formules d'application. De plus, les verres qui, en dehors des cas ordinaires ou par leur nature pourraient être nuisibles à la vue d'un malade, ne seraient délivrés que sur ordonnance du médecin oculiste.

ciens lunetiers, dont le métier se transmet par tradition de père en fils, ne tendra plus à disparaître devant cette confusion regrettable que le public favorise de son indifférence.

En attendant que notre vœu se réalise, veillez vous-même à la sauvegarde de votre santé visuelle et à celle de vos enfants ; ayez les mêmes égards à l'endroit de vos yeux que vous auriez à l'endroit de votre estomac, si votre marchand de vin ou votre laitier laissait quelque doute sur sa probité.

Ne considérez pas comme une chose puérile l'achat d'une paire de lunettes ou de besicles ; adressez-vous à bonne enseigne et si vous êtes loin des villes ou que vous ne voulussiez point vous déplacer, écrivez à un opticien connu et ayant fait ses preuves ; mais évitez de votre mieux ces voyageurs élégants ou non qui ont essayé tous les métiers et se sont arrêtés à celui de marchand de lunettes, parce qu'il est le plus facile d'y faire des dupes.

Si en prenant l'initiative d'un avertissement salutaire ou si par les mesures préventives qui en découleront peut être, nous avons pu contribuer à diminuer l'intensité du mal qui sévit, nous nous considérerons largement payé de nos peines. Et maintenant, si parmi nos lecteurs il s'en trouve quelques-uns qui flairent là-dessous une réclame personnelle, nous leur répondrons ceci :

Les imprudents ou inconscients qui préparent leurs

yeux aux plus cruelles maladies par l'emploi irrationnel des mauvais verres, deviennent par la force des choses nos meilleurs clients de l'avenir, en ce sens qu'ayant fait école au prix de leur santé, ils abandonnent leurs fournisseurs ambulants pour s'attacher opiniâtrément aux maisons qui se recommandent à eux par un long exercice de la profession d'opticien.

BAR-LE-DUC. — IMPRIMERIE COMTE-JACQUET

Les personnes désireuses de contribuer à cette propagande humanitaire pourront s'adresser à l'auteur, 33, rue Saint-Dizier, où il leur sera délivré, au prix très minime de l'impression, le nombre d'exemplaires qu'elles voudront placer.